CONTRIBUTION A L'ETUDE

DES CAUSES DE LA MORT

DANS

LA PENDAISON ET LA STRANGULATION

PAR

Emmanuel LEVY,
Docteur en médecine de la Faculté de Paris,
Ancien externe des hôpitaux de Paris, (médaille de bronze),
Ex-interne à l'hôpital Rothschild.

PARIS
A. PARENT, IMPRIMEUR DE LA FACULTE DE MEDECINE
29-31, RUE MONSIEUR-LE-PRINCE, 29-31

1879

CONTRIBUTION A L'ETUDE

DES CAUSES DE LA MORT

DANS

LA PENDAISON ET LA STRANGULATION

PAR

Emmanuel LEVY,

Docteur en médecine de la Faculté de Paris,
Ancien externe des hôpitaux de Paris, (médaille de bronze),
Ex-interne à l'hôpital Rothschild.

PARIS
A. PARENT, IMPRIMEUR DE LA FACULTE DE MEDECINE
29-31, RUE MONSIEUR-LE-PRINCE, 29-31

1879

A MES PARENTS

A MES FRÈRES ET SŒURS

A MES AMIS

A M. P. BROUARDEL

Faible témoignage de reconnaissance pour la bienveillance et l'amitié que vous m'avez témoignées jusqu'à ce jour.

A mon président de thèse :

M. LE PROFESSEUR VULPIAN

A mes maîtres dans les hôpitaux :

MM. LES DOCTEURS ALPH. GUÉRIN, PEAN,
ARCHAMBAULT,

M. LE PROFESSEUR PANAS,
(Externat 1874).

M. LE DOCTEUR JULES GUYOT
(Externat 1875).

M. LE DOCTEUR HÉRARD
(Externat 1876).

M. LE PROFESSEUR DEPAUL

M. LE DOCTEUR LEVEN
Médecin en chef de l'hôpital de Rothschild,
(Internat 1877-1879).

M. LE DOCTEUR M. SÉE

M. A. WEIL
Médecin suppléant à l'hôpital de Rothschild.

A M. WEIL
Directeur de l'hôpital de Rothschild.

CONTRIBUTION A L'ETUDE

DES CAUSES DE LA MORT

DANS

LA PENDAISON ET LA STRANGULATION

Dans un voyage en Allemagne, en Autriche et en Suisse, que j'ai eu l'honneur et le bonheur de faire avec M. Brouardel, M. le professeur Hofmann, de Vienne, nous fit une expérience qui nous donna l'idée de ce travail. Cette expérience jette un jour nouveau sur les causes de la mort dans la pendaison, que l'on attribuait jusqu'à présent à l'asphyxie simple, par occlusion des voies respiratoires. Cette idée n'est pas fausse, en ce sens que, dans la pendaison, il y a réellement occlusion des voies respiratoires par le lien constricteur et que cette circonstance est capable à elle seule de déterminer la mort. Mais outre l'occlusion des voies respiratoires, il y a encore un autre facteur qui joue un rôle important dans ce genre de mort et qui donne la raison d'un certain nombre de faits non expliqués observés dans la pendaison : nous voulons parler de la compression des vaisseaux du cou. Il y avait peut-être également lieu d'étudier le rôle des nerfs pneumogastriques dans ce genre de mort, mais le temps nous a manqué pour compléter notre étude, que nous nous proposons de reprendre avec plus de détails en temps et lieu.

Avant de commencer l'étude du rôle de la compression des carotides dans la pendaison, nous ferons remarquer avec M. le professeur Hofmann, de Vienne (1), que l'occlusion des voies respiratoires n'a pas lieu, comme on le pense généralement, par la constriction du larynx ou de la trachée, mais bien par un refoulement de la base de la langue, qui vient s'accoller à la paroi postérieure du pharynx, et qui est en même temps poussée vers en haut. On peut se convaincre de ce fait par une coupe verticale faite sur un cadavre de pendu congelé. Ecker (2) nous donne un dessin très-instructif de cette coupe. Du reste, le lien constricteur se trouve beaucoup moins fréquemment sur la trachée ou le larynx qu'entre le larynx et le menton. Tous les observateurs sont d'accord à ce sujet.

Ainsi Tardieu (3) sur 43 observations a trouvé le lien constricteur :

Entre le menton et le larynx, 117 fois.

Sur le larynx, 23 fois.

Au-dessous du larynx, 3 fois.

---

(1) Mittheilungen des Vereins der Aertzte in Nieder-Osterreich, 1876, Bd II, n° 8, p. 141-147.

(2) Virchow's Archiv. Bd. XLIX, p. 920.

(3) Etude mécico-légale de la pendaison etc., 1870.

La position anatomique des vaisseaux et nerfs du cou et les conditions mécaniques qui accompagnent la pendaison peuvent déjà nous faire présumer qu'il doit y avoir compression de ces organes. Si donc il est prouvé que dans la pendaison il y a compression des carotides (et des nerfs vagues), il nous faudra nécessairement accorder une grande influence à cette compression sur le genre de mort, car nous savons que la compression seule de ces organes peut déjà par elle-même déterminer des symptômes graves et même la mort.

Les anciens connaissaient déjà les effets de la compression des carotides. Ainsi Morgagni (*De sedibus et causis morborum*, Epistol. XIX, p. 178) cite Aristote qui dit : « Quibus in collo venæ apprehenduntur insensibiles « fiunt. » Et ailleurs : « In Assyria moris esse ut adoles- « centibus, quibus præputia adimere volunt, ligent venas circa guttur; his enim perire sensum et motum. » Et en un autre endroit : « Arterias per collum subeuntes caro- « tides id est somniferas nominasse, quoniam compresse « hominem sopore gravabant vocemque adimabant. »

Valvarda (1) raconte une expérience faite à Pise en 1554 par Colombus qui, au milieu d'une nombreuse société, provoqua une défaillance subite chez un jeune homme, en lui comprimant les carotides, à la stupéfaction de tous les assistants qui crurent à une puissance surnaturelle.

D'après Jacobi (2), qui a fait de l'oblitération brusque

(1) Morgagni, Epistolæ XI, § 21-23.

(2) Die Seelenstörungen in ihren Beziehung zur Heilkunde Bd. I, p. 378.

des deux carotides une étude spéciale, puisque ses observations reposent sur quelques centaines d'expériences, voici les symptômes qu'elle provoque habituellement : obscurcissement immédiat de la vue, vertiges, tintement d'oreilles, sentiment d'anéantissement indéfinissable, défaillance, perte de connaissance, quelquefois même révolution subite apoplectiforme.

Kussmaul et Teuner (1) en continuant la compression des carotides, après même que la perte de connaissance s'était déclarée, observèrent dans deux cas sur six des spasmes pharyngiens et des convulsions générales qui restèrent toutefois peu intenses, puisqu'on les arrêta assez à temps en rendant au sang son libre cours. Constamment ils virent après l'application de la compression le visage pâlir, les pupilles se rétrécir d'abord, puis se dilater considérablement, la respiration devenir lente et suspireuse.

Flemming (2) a constaté sur lui et d'autres personnes que la compression des carotides déterminait un état qu'il compare au sommeil.

Filehne (3) a vu la respiration dite de Cheyne-Stock survenir après la compression progressive des carotides.

Mais c'est surtout par la ligature des carotides sur les animaux et sur l'homme que nous pouvons étudier l'influence de l'arrêt de la circulation dans ces vaisseaux sur les fonctions du cerveau.

(1) Untersuchungen über Ursprung und Wesen der fallsuchtartigen Zukungen bei der Verblutung, etc. Francfurt. M. 1857.

(2) Vulpian. Leçons sur l'appareil vaso-moteur. Paris, 1875, t. II, 146.

(3) Med. Centrabl., 1875, p. 810.

Lorsque sur un chien l'abord du sang artérial au cerveau est complètement arrêté par la ligature des quatre troncs encephaliques, on voit survenir des convulsions épileptiformes, entièrement semblables à celles qu'ont signalées Kellie, Marschall Hall et M. Piorry, chez les animaux qu'ils faisaient mourir d'hémorrhagie (1)

Encore chez les animaux, les chiens surtout, la ligature des carotides seules est encore assez bien supportée, car les carotides, s'épuisant surtout dans les parties extérieures de la tête, ont une importance beaucoup moindre pour la nutrition du cerveau que chez l'homme; chez eux, du reste, les collatérales sont plus nombreuses et se dilatent plus rapidement. Mais chez le cheval, où les vertébrales deviennent très-étroites au moment de leur entrée dans la cavité crânienne, la ligature des carotides supprime la presque totalité de sang destiné à l'encéphale; elle est constamment mortelle. M. Alessandrini lia les deux carotides sur un cheval à un intervalle de 36 jours; à la seconde fois l'animal tomba sur le flanc et présenta des signes de stupeur, mais ces symptômes se dissipèrent et le cheval se rétablit (2).

Si l'oblitération des quatre artères du cou n'est pas toujours mortelle chez le chien, nous voyons au moins qu'elle est suivie d'accidents très-graves et surtout de la perte de connaissance.

A. Cooper (3) lia à la fois les quatre troncs vasculaires à un de ces animaux : stupeur, coma, dilatation de la

(1) Ehrmann. Effets de l'oblitération des artères du cou sur les fonctions de l'encéphale. Strasbourg, 1851.

(2) *Ibid.*

(3) Gaz. méd. 1851, p. 100.

pupille, hémiplégie droite, convulsions, tels furent les premiers accidents qui durèrent une heure et demie; après quoi l'animal se rétablit.

Les lapins sont sous ce rapport beaucoup plus commodes pour l'expérimentation.

Kussmaul et Tenner, dans leur travail sur l'épilepsie, donnent une description minutieuse des symptômes observés après la ligature des vaisseaux du cou chez les lapins; les convulsions apparaissent habituellement 8 à 15 secondes après que la dernière artère perméable a été fermée à la circulation; elles sont précédées d'un instant de paralysie générale, pendant lequel tous les muscles sont en état de résolution.

La dilatation de la pupille et des narines, la tétanisation de la nuque et des mâchoires, ouvrent la scène; tout aussitôt éclatent de violentes secousses cloniques, qui souvent projettent l'animal à plusieurs pieds de distance. La respiration s'arrête, le cœur continue à battre, l'œil est saillant, immobile. Peu à peu les convulsions font place à un état tétanique, qui se résoud graduellement. L'accès dure une demi-minute en moyenne; au bout d'une à deux minutes, il s'en produit un second, toujours plus faible que le premier, tantôt convulsif, tantôt borné à une tétanisation générale ou partielle; il est rare qu'il récidive une troisième fois; les inspirations, très-espacées (6 à 10 minutes), s'écartent de plus en plus, une écume sanguinolente sort par la bouche et les narines et la mort survient.

Quand au lieu de porter la constriction sur les artères innominée et sous-clavière gauche, les carotides et les vertébrales sont liées isolément, la complication pulmonaire se trouve en partie élaguée, les accès sont plus nombreux et plus longs, et la mort n'arrive que plus tard.

Si la ligature des carotides est suivie d'accidents graves et même mortels chez les animaux, elle doit être et est en effet beaucoup plus dangereuse pour l'homme, où les vertébrales sont d'un calibre relativement insignifiant par rapport aux carotides.

Les différentes statistiques chirurgicales, publiées jusqu'à présent, nous montrent en effet que cette ligature a entraîné des accidents cérébraux immédiats ou consécutifs dans au moins 40 p. 100 des cas; nous ne nous occuperons que des accidents qui ont suivi immédiatement la ligature.

On ne connaît jusqu'à présent qu'un seul cas de ligature simultanée des deux carotides chez l'homme, et elle a donné lieu à une mort immédiate; elle fut pratiquée par le chirurgien américain Mott, qui lia les deux carotides à 15 minutes d'intervalle, dans le but d'arrêter l'accroissement d'une forte tumeur parotidienne; le malade tomba dans le coma et ne survécut que quelques heures (1).

Mais la ligature d'une seule carotide fut également suivie d'accidents graves sinon mortels dans un grand nombre de cas.

M. Kuhl, de Leipzig (1834), lia la carotide gauche à un homme de 53 ans, pour un anévrysme par anastomose de l'artère occipitale (2). Aussitôt après l'interruption du cours du sang, il y eut une syncope et des convulsions; on le porta dans son lit dans un état de complète insen-

(1) Mott New-Nork's med. and phys. Journ. VII, 401.
(2) Med. Gaz., XVI, 816.

sibilité; 41 jours plus tard, des hémorrhagies répétées au niveau de la tumeur nécessitèrent la ligature de la carotide droite, le visage pâlit, il y eut de légers mouvements convulsifs, sans perte de connaissance : malgré cela le malade se rétablit.

Mœller, de Copenhague, lia les deux carotides, à quatre mois et demi de distance, chez un enfant de quatre ans pour une tumeur érectile du nez. La première opération fut suivie d'hémiplégie du côté opposé; immédiatement après la seconde, se déclarèrent des vomissements et un état comateux, mais qui se résolurent en une éruption scarlatineuse, et ne peuvent plus dès lors être mis avec certitude sur le compte de la suppression du sang (1).

Langenbeck (1825) (2), ligature de l'artère thyroïdienne droite chez un homme de 29 ans, pour goître, et 11 jours après, une forte hémorrhagie s'étant déclarée, ligature de la carotide du même côté; dès que le fil fut serré, le malade resta sans mouvement, les yeux fermés, il tomba dans un état comateux, et mourut 34 heures après l'opération.

L'hémisphère droit était exsangue et recouvert à sa surface d'exsudat séreux ; l'hémisphère gauche au contraire était gorgé de sang.

Bédor (1835), homme de 20 ans (hémorrhagie), ligature à gauche; immédiatement après l'opération, état de stupeur physique et intellectuelle qui ne se dissipa qu'au bout de quelques jours; le malade guérit.

(1) Gers. und Jul. Mag. Bd LI, 1838, H. 3 et Arch. gén. de médecine, 5e série, t. III.

(2) Langenbeck. Neue Bibl., IV, 3, p. 586 et Arch. gén. de médec., 1re série, XIX, 118.

(3) Arch. gén. de méd., 2e série, p. 253.

Si donc il est prouvé que l'oblitération des carotides entraîne la mort chez l'homme ou au moins une perte rapide de connaissance, ce qui nous semble incontestable après les expériences que nous avons citées, il ne nous reste plus qu'à démontrer que dans la pendaison, il y a compression et imperméabilité complète des carotides, à plus forte raison des veines jugulaires.

Nous allons relater l'expérience que fit, devant M. Brouardel et nous, M. Hofmann, de Vienne, et que M. Brouardel lui-même a répétée deux fois à ses conférences à la Morgue.

Première expérience. — Après avoir ouvert et vidé le crâne d'un cadavre, on découvre des deux cotés du cou la carotide primitive à sa partie inférieure, et on y introduit une canule qu'on fixe solidement.

On fait d'abord passer un courant d'eau par les carotides pour chasser les caillots qui pourraient s'y trouver et pour s'assurer de leur perméabilité.

On suspend alors le cadavre par une corde passée autour du cou, de façon que le corps flotte librement, il n'est pas nécessaire que le corps soit complétement suspendu; si on fait l'expérience dans la position qu'ont généralement les pendus assis, le résultat est le même). On essaie alors de faire passer de nouveau un courant d'eau par les carotides.

Mais quelle que soit la pression que l'on emploie, fût elle supérieure au poids du corps (ce qui est possible pour des cadavres d'enfants), par conséquent de beaucoup supérieure à la pression du sang, il ne passe pas une goutte d'eau par les carotides, même si le cadavre est incomplètement suspendu.

On peut varier cette expérience de différentes façons. M. Hofmann, de Vienne, pour trouver la place où s'exerçait la compression des carotides, suspendait des cadavres dont les artères étaient préalablement injectées par de la substance plastique. Plus tard, après avoir opéré et pendu le cadavre de la façon que nous avons indiquée, M. le professeur Hofmann injectait d'abord une solutiou de perchlorure de fer, puis une solution de ferrocyanure de potassium. Les deux méthodes donnèrent de belles préparations, surtout la dernière.

Toute la tunique interne était colorée en bleu, et la coloration bleue s'arrêtait nette à l'endroit où avait eu lieu la constriction et qui était devenu imperméable par compression. Cette place était jusqu'à présent l'extrémité supérieure de la carotide primitive, immédiatement en avant de sa division en carotide interne et en carotide externe.

M. Hofmann fait remarquer que c'était contre les apophyses transverses des vertèbres cervicales supérieures que les vaisseaux étaient comprimés.

C'est à cet endroit également que s'observe la déchirure de la tunique interne, signalée pour la première fois par Amussat en 1828 sur les pendus. Quoique cette lésion ne soit pas constante, on la rencontre cependant assez souvent pour pouvoir la rapporter à la compression des carotides par le lien de strangulation.

Un certain nombre d'autres expériences, que nous avons entreprises sur les conseils de M. Bouardel à la Morgue et avec le concours obligeant de M. le docteur Descoust, ne font que confirmer les résultats de la précédente expérience.

Expérience II.—Voici une expérience que M. Brouardel a faite dans une de ses conférences à la Morgue.

On pendit en même temps deux lapins, l'un en lui passant simplement une anse de corde autour du cou, l'autre de la manière suivante : après lui avoir fait une trachéotomie très-large, on passa la corde derrière la trachée, de façon que celle-ci fût complétement libre, et qu'il n'y eût compression que des vaisseaux du cou. L'animal respirait parfaitement. Les deux lapins moururent, le premier au bout de six minutes, le second au bout de vingt minutes, en présentant tous deux les mêmes symptômes, plus intenses seulement et se succédant plus rapidement chez le premier que le second. Tous les deux lapins présentèrent à l'autopsie une anémie du cerveau.

De cette expérience nous pouvons rapprocher l'observation, moins concluante il est vrai que notre expérience, relatée par Taylor, d'un certain Gordon qui fut exécuté à Tyburn, et que l'on voulut sauver de la mort, en lui faisant une trachéotomie avant qu'il ne fût pendu. Il survécut trois quarts d'heure à son supplice; on ne dit pas au bout de combien de temps il fut dépendu; mais lorsqu'il le fut, il ouvrit plusieurs fois la bouche et poussa plusieurs cris; une veine fut ouverte et donna du sang qui coula bien : on ne put en obtenir aucun autre signe de vie. Taylor ajoute que le manque de succès doit être attribué à ce que Gordon était trop lourd, le poids de son corps ayant occasionné une compression trop forte du cou (et par conséquent des artères du cou); peut-être aussi, dit Taylor, que l'ouverture faite à la trachée n'est pas restée complétement libre. Il nous semble à nous que la mort a été amenée ici, comme dans la précédente expérience, par l'occlusion des vaisseaux du cou plutôt que par l'asphyxie.

Ainsi donc, on le voit, la compression seule des carotides dans la pendaison suffit pour amener la mort, moins vite il est vrai que si l'arrêt de la circulation du sang dans le cerveau est compliqué d'asphyxie.

Expérience III. — Après avoir découvert et isolé la carotide sur un chien, on passa deux fils à ligature derrière la carotide, et on fit deux nœuds très-lâches à une certaine distance l'un de l'autre et de façon à ne pas comprimer la carotide; la carotide était découverte sur une longueur de 4 à 5 centimètres. On pendit alors le chien, en plaçant la corde entre les deux anses de fil. Les battements de la carotide se supprimèrent immédiatement; on coupa ensuite la carotide au-dessus du lien constricteur; l'anse de fil supérieur tomba à terre; nous étions donc sûrs d'avoir coupé l'artère; pas une goutte de sang ne s'échappa de la section de l'artère, et cependant le cœur continuait toujours à battre. Le chien fut laissé dans cette position pendant environ 10 minutes. Le croyant mort, nous le dépendîmes, mais aussitôt un flot de sang s'échappa de la carotide, et le chien, qui paraissait complétement mort, fit des mouvements comme pour se relever; c'était une contre-épreuve de notre expérience que nous fournissait le hasard. Nous nous proposions de faire l'autopsie du chien; mais comme en somme il mourut d'hémorrhagie, son autopsie n'aurait rien prouvé; elle ne fut donc pas faite.

M le docteur Descoust ayant émis l'idée que l'arrêt de la circulation dans les carotides pourrait peut-être être due à l'élongation et non à la compression des artères, nous fîmes avec lui l'expérience suivante :

Expérience IV. — Sur un chien de taille moyenne, nous mîmes à nu la jugulaire à droite, la carotide et la jugulaire à gauche, nous pendîmes le chien, de façon à comprendre la jugulaire droite dans le lien constricteur, et à laisser libres les vaisseaux du côté gauche.

La circulation du cerveau n'était donc pas interrompue. Aussitôt la veine jugulaire du côté droit, qui était comprimée par le lien constricteur, devint extrêmement turgide. On mit une pince à pression continue sur l'artère carotide gauche : de cette façon la circulation était suspendue dans les deux carotides; on coupa la veine jugulaire du même côté, il s'en écoula une certaine quantité de sang peu considérable, puis l'hémorrhagie s'arrêta. A ce moment on enleva la pince à pression et on rétablissait ainsi la circulation dans la carotide gauche ; l'hémorrhagie recommença par la veine jugulaire. On répéta cette éxpérience un certain nombre de fois et toujours avec le même résultat. Le sang ne passait donc pas par la carotide droite, comprimée par le lien constricteur, tandis qu'il passait très-bien par l'artère carotide gauche qui était cependant considérablement tendue.

Enfin on pendit le chien en lui passant la corde autour de tous les vaisseaux, et la mort survint au bout de 10 minutes. A l'autopsie on trouva une anémie considérable du cerveau, le cœur plein de sang, et pas d'ecchymoses sous-pleurales.

Les artères vertébrales étaient exsangues et affaissées; en incisant les muscles du cou pour chercher ces artères, le chien étant toujours pendu, les muscles de la nuque se rétractèrent considérablement, ils étaient donc soumis à une élongation très-prononcée.

Cette expérience est intéressante à plusieurs points de vue : elle montre d'abord que l'imperméabilité des carotides est bien due à une compression et non à une élongation des artères ; en second lieu que les artères vertébrales étaient impuissantes à rétablir immédiatement une circulation collatérale.

Expérience V. — Aidé de M. le docteur Descoust, nous enlevâmes à l'aide du trépan et des cisailles une assez grande portion du crâne pour mettre à nu une grande partie de l'hémisphére cérébral droit d'un chien. On le pendit ensuite : les vaisseaux de la dure-mère, qui étaient auparavant très-turgides et gonflés de sang, s'affaissèrent immédiatement ; le suintement de sang qui se faisait auparavant par le diploé et quelques petites veines de la dure mère s'arrêta aussitôt. A travers la dure-mère, on vit le cerveau devenir pâle et les vaisseaux s'affaisser ; on enleva à ce moment la portion de la dure-mère recouvrant le cerveau ; il ne s'écoula pas une goutte de sang. On dépendit le chien, qui n'était pendu que depuis deux minutes et dont le cœur battait très-fort. Aussitôt l'artère sylvienne, qui était affaissée et contenait du sang noir, redevint turgide et se remplit de sang rouge ; le cerveau se congestionna. Quand le chien fut à peu près revenu à lui, on le pendit encore une fois et cette fois nous avions le cerveau directement sous les yeux, et on put observer, mais avec plus de netteté, les mêmes phénomènes : les artères du cerveau s'affaissèrent ; au bout de huit à dix secondes, le sang qui y était contenu et était auparavant d'un rouge clair devint foncé, puis noir ; le cerveau lui-même, auparavant rosé, devint pâle et grisâtre. On coupa l'artère sylvienne, il s'écoula très-peu de sang par la section; on relâcha le lien constricteur du cou, et aussitôt une hémorrhagie abondante se fit par l'artère sylvienne, on resserra la corde et immédiatement l'hémorrhagie s'arrêta. La circulation ne se faisait donc pas par les artères vertébrales ou du moins très-peu.

Nous avions commencé une autre expérience et trépané également le crâne d'un chien, mais l'hémorrhagie fut tellement abondante que nous ne pûmes continuer l'expérience. On pendit simplement le chien, et on trouva à son autopsie une anémie du cerveau et une seule ecchymose sous-pleurale.

De ces expériences nous pouvons rapprocher celles que Fleischmann (1) fit sur lui-même et que nous n'avons pas citées lorsque nous avons parlé de la compression des carotides, parce qu'elles se rapprochent plus de la pendaison vraie que les autres expériences.

« Si l'on place une corde entre l'os hyoïde et le menton autour du cou, on peut la serrer fortement, soit de côté, soit sur la nuque, sans que la respiration soit sensiblement troublée et l'on peut pendant longtemps continuer d'inspirer et d'expirer de l'air, ce qui est tout naturel, puisque dans cet endroit la compression ne s'exerce sur aucun point du conduit aérien. Mais alors le visage se colore en rouge, les yeux deviennent saillants, et il se développe une chaleur plus grande vers la tête, un sentiment de pesanteur dans son intérieur, un commencement d'étourdissement, une sorte d'angoisse et tout à coup on entend un sifflement et un bruissement dans les

(1) Henk's Zeitschrift et Ann. d'hyg. publ. et de médecine légale, VII, p. 432.

oreilles. Les mêmes accidents résultent de l'application de la corde sur le larynx. Il me semble cependant que, dans ce cas, les accidents arrivent plus promptement et que la respiration éprouve ainsi un peu d'embarras. J'ai pu prolonger la première expérience, pendant plus de deux minutes, tandis que dans le second essai, une demi-minute s'était à peine écoulée, lorsque le bruissement d'oreilles et une sensation au cerveau, difficile à décrire, m'ont averti de cesser promptement l'expérience. Cette apparition plus prompte des symptômes s'explique facilement par la position du lien. Dans la première expérience, il reposait sur les parties latérales et sur les angles de la mâchoire inférieure, et les principaux vaisseaux du cou ne se trouvaient alors soumis qu'à une compression légère, tandis que dans le second cas, le lien placé horizontalement, comprenant les deux côtés du cou, en même temps qu'il était apppuyé en avant sur un corps solide, n'en agissait que mieux et plus promptement, interrompait plus facilement la respiration et produisait ainsi une prompte accumulation du sang dans la tête. »

Si l'on compare maintenant les symptômes que l'on observe dans la pendaison avec ceux qui suivent la compression ou la ligature des deux carotides, on est frappé de leur parfaite analogie. Dans tous les cas, une grande chaleur se fait sentir à la tête, des sons bruyants et comme une musique éclatante retentissent dans les oreilles ; l'œil va luire des éclairs, etc. ; puis commence la phase des convulsions, le resserrement de la pupille, etc., et la mort survient en général très-rapidement, comme le prouvent certains cas de suicide cités par Tardieu.

Il me paraît donc démontré que les premiers accidents,

tels que : éblouissements, tintements d'oreille et perte rapide de connaissance, doivent être attribués à la compression des vaisseaux du cou.

Mais comment agit cette compression ? Est-ce en déterminant une anémie du cerveau, ou en donnant lieu à une accumulation d'acide carbonique dans le sang du cerveau, qui est, comme on le sait, excessivement sensible à toute modification apportée dans la composition normale du sang?

Certains auteurs (Bichat) pensent que ces symptômes sont dus à une altération dans les conditions normales de pression du sang dans le cerveau, et que la diminution brusque de la pression exercée par le sang sur les parois des vaisseaux donnait lieu aux symptômes que nous avons signalés. Il paraît probable, il est vrai, que dans les symptômes produits par l'anémie brusque, cet élément intervient au début de la scène pour aider à l'invasion des phénomènes de syncope.

Mais ici nous ne nous trouvons pas tout à fait dans les mêmes conditions que dans la ligature des artères du cou où les veines restent perméables ; car si dans la pendaison les carotides sont comprimées, il va de soi que les veines, plus dépressibles et plus superficiellement placées que les artères, deviennent nécessairement aussi imperméables. Toute la masse de sang se trouve donc tout à coup emprisonnée dans le cerveau.

C'est pour cette raison également qu'il nous semble difficile de rapporter à la seule anémie du cerveau toute la série des symptômes que l'on observe dans la pendaison. Il y a cependant un certain nombre de symptômes tels que vertige, éblouissement, syncope, qui doivent être rapportés à une anémie cérébrale, d'autant plus que tous les auteurs ont trouvé après la pendaison une anémie cérébrale ou bien un cerveau à l'état normal, mais très-rarement une congestion du cerveau, comme résultat de l'autopsie.

Tardieu (1) dit : « C'est une erreur commune que d'attribuer un rôle actif dans la mort par pendaison à la congestion du cerveau que produirait la constriction des vaisseaux du cou. Mais l'expérience et l'observation s'accordent de la manière la plus frappante pour ruiner cette supposition.

« A. Taylor avait déjà fait voir que les pendus n'étaient pas frappés d'apoplexie, puisqu'ils pouvaient vivre si on ouvrait la trachée au-dessous du lien. » De ce que le cerveau n'est pas congestionné, s'ensuit-il qu'il n'y ait pas arrêt de la circulation dans les vaisseaux du cou? Nous nous sommes assuré de la parfaite imperméabilité des artères du cou dans chacune de nos expériences, et cependant le cerveau était toujours anémié. Tardieu veut trouver dans le peu de congestion du cerveau une preuve que la constriction des vaisseaux du cou a peu de part dans les effets de la pendaison ; et il ajoute immédiatement, ce que nous n'admettons pas, du reste, mais ce qui serait encore plus en faveur de l'anémie cérébrale, que les veines jugulaires internes restent libres et que la circulation cérébrale n'est pas sensiblement troublée. Mais il nous semble que l'imperméabilité des carotides étant prouvée, il y a là les conditions les plus favorables pour produire une anémie cérébrale rapide et complète. Du reste, M. Tardieu ajoute que le cerveau est pâle et exsangue tant que le corps reste

(1) Etude médico-légale de la pendaison.

suspendu. Tardieu ne comptait-il pour rien l'anémie cérébrale brusque pour ajouter que « ces expériences démontrent clairement le peu de part que la constriction des vaisseaux du cou a dans les effets de la pendaison? » Tardieu se donne la peine de réfuter « une erreur commune qui consiste à attribuer un rôle actif dans la mort par pendaison à la congestion du cerveau que produirait la constriction des vaisseaux du cou. » Mais nous ne voyons pas comment la constriction des vaisseaux du cou donnerait lieu à de la congestion du cerveau, surtout si les veines jugulaires internes restent libres, comme l'admet Tardieu.

Après avoir nié l'influence de la constriction des vaisseaux du cou sur les effets de la pendaison et cité une expérience de Taylor, faisant voir que les pendus n'étaient pas frappés d'apoplexie, puisqu'ils pouvaient vivre si on ouvrait la trachée au-dessous du lien (ce qui est en opposition complète avec notre expérience, qui est pourtant très-concluante), il ajoute : « Toujours est-il qu'ils mouraient au bout d'un certain temps. Le cas de ce genre que le professeur Taylor emprunte à la médecine légale de Smith montre un supplicié chez qui l'ouverture de la trachée ne prolongea pas la vie au delà de trois quarts d'heure. » De quoi alors sont morts les pendus trachéotomisés de Taylor, si l'on n'admet pas l'influence de la constriction des vaisseaux du cou? Ces cas au contraire s'expliquent très-facilement si nous admettons l'occlusion de ces vaisseaux.

C'est donc bien la suppression brusque de son principe vivifiant qui cause dans les fonctions de l'encephale ces désordres qui si rapidement aboutissent a la mort; la preuve, c'est que le rétablissement de la circulation artérielle les fait cesser immédiatement, soit qu'on lève les ligatures au milieu même d'un accès convulsif, soit que l'attaque ayant récidivée l'animal se trouve déjà dans le coma et sous le coup d'une paralysie imminente des organes respiratoires.

M. Brown-Séquard (1) a vu les fonctions cérébrales se raviver dans ces conditions, une à deux minutes et même, dansdes cas plus rares, trois minutes après l'arrêt définitif des mouvements respiratoires (Erhmann).

Dans son travail sur les effets de l'oblitération des artères sur l'encéphale, Erhmann fait remarquer que la doctrine de Brown-Séquard, qui rapporte les phénomènes convulsifs à une intoxication par l'acide carbonique, si elle rend compte de l'analogie des convulsions déterminées par la strangulation avec celles qui entraînent les hémorrhagies ou la ligature des artères encéphaliques, ne paraît pas s'accorder avec plusieurs des circonstances dont rend plutôt compte la théorie de l'anémie par défaut subit de nutrition. Ne pourrait-on pas, du reste, faire rentrer dans la même catégorie les convulsions de l'asphyxie? N'y a-t-il pas aussi arrêt de nutrition? Car si la quantité absolue du sang n'est pas changée, ses propriétés vivifiantes ne sont-elles pas altérées? N'y a-t-il pas à ce point de vue anémie et anémie artérielle?

Nous nous rangeons complétement à l'opinion de Ehrmann et nous admettrons qu'il y a ici anémie, non pas anémie par rapport à la quantité de sang, mais par rapport à sa qualité. Car nous avons vu dans une de nos

(1) Recherches expérimentales sur les propriétés et les usages du sang rouge et du sang noir. Gaz. méd., 1857, p. 690.

expériences sur un chien trépané que le sang qui avant la pendaison avait une couleur rosée, a pris au bout de huit à dix secondes une coloration foncée, puis noirâtre, était devenu veineux et par conséquent privé de ses qualités vivifiantes. Dans tous les cas le résultat est le même : c'est le manque d'oxygène, qu'il soit dû à l'anémie, ou à l'accumulation du gaz carbonique dans le sang, qui donne lieu aux phénomènes que nous observons. Peu importe donc dans ce cas que les artères jugulaires internes restent perméables ou non.

Les symptômes cérébraux qui suivent l'occlusion simple des carotides doivent encore être plus marqués dans la pendaison, car dans ce cas il y a en même temps compression des carotides et des jugulaires et occlusion des voies respiratoires : l'afflux et l'écoulement du sang dans le cerveau sont interrompus tout d'un coup, et ce trouble de la circulation diminue d'une façon plus rapide et plus intense l'excitabilité du cerveau que dans la mort ordinaire par asphyxie.

En même temps qu'il y a arrêt brusque de la circulation du cerveau, il y a en même temps stase dans les poumons, et accumulation de sang dans ces organes. Cette stase dans les poumons accélère la mort, en déterminant un état asphyxique; mais elle ne paraît pas influencer les accidents convulsifs : des saignées répétées, en dégageant ces organes ne modifient nullement le caractère des secousses.

Cette circonstance, que les artères et les veines vertébrales restent encore perméables, n'a qu'une importance tout à fait insignifiante. Car, si dans la compression des carotides, l'écoulement par les veines jugulaires est également arrêté, il ne peut s'établir immédiatement une circulation collatérale par les vaisseaux vertébraux qui sont d'un calibre relativement minime, car le sang emprisonné brusquement dans le cerveau, et devenu rapidement veineux, doit nécessairement s'écouler d'abord. En outre, l'asphyxie résultant de l'occlusion des voies respiratoires doit entraîner en peu d'instants l'arrêt de la circulation des vertébrales.

Ce qui prouve encore que la compression des vaisseaux du cou joue un rôle important dans la pendaison, c'est la perte de connaissance qui survient dans la pendaison presque instantanément après le resserrement de la corde par le poids du corps. Les relations de tous les pendus qui ont été rappelés à la vie sont unanimes sur ce point. Ils s'accordent tous à dire qu'immédiatement après que la corde a été serrée, ils ont perdu connaissance et qu'ils ne peuvent plus rien se rappeler depuis ce moment,

Cœsalpinus (1) dit déjà : « Referunt, qui laqueo sus- « pensi non intergerunt, in constrictione laquei stupore « correptos esse ut tandem nihil sentirent. »

Wepfer (*De loco affect. in apoplest. exercitu*), en parlant d'une femme et d'un homme qui avaient survécu à la pendaison, démontre que la première ayant totalement perdu le souvenir de ce qui s'était passé, était étendue comme une apoplectique, et que le second, après la constriction de la corde, n'avait pas éprouvé la moindre douleur.

Quand, il y a quelques années, il y eut en Angleterre des cas nombreux de ce que l'on appelle « garotte robberies », ceux qui ont échappé à la mort disaient tous

(1) Morgagni. De sedibus et causis morborum. Epist. XIX, p. 184.

avoir perdu connaissance, aussitôt qu'on leur avait serré le nœud autour du cou (1).

Ce qui prouve encore la rapidité de la perte de la connaissance, c'est le fait que beaucoup de suicidés se pendent de telle sorte que leur corps ne flotte pas librement, et que le point de suspension est à une distance moindre que la longueur de leur corps. Et cependant, on ne connaît jusqu'à présent aucun cas d'un individu qui se soit délivré lui-même de son lien, ou d'un pendu qui se soit sauvé lui-même, comme cela arrive dans beaucoup d'autres genres de suicide, la submersion, par exemple, où l'instinct de conservation prenant le dessus, l'individu renonce à son suicide ; tandis que si la perte de connaissance ne survenait pas immédiatement, il y aurait bien par ci par là, un individu qui par peur, par regret, par douleur ou pour une autre cause, aurait essayé d'échapper à la mort. Cela est d'autant plus surprenant, que pour le faire l'individu n'aurait eu qu'à se remettre sur ses pieds, ce qui lui aurait été facile, vu sa position, et que l'on peut très-bien supporter un arrêt de la respiration pendant trente ou quarante secondes et même une minute. Bien plus, des individus qui n'avaient pas envie de se suicider, et qui s'étaient pendus, soit pour se rendre compte des sensations que l'on peut éprouver dans la pendaison, soit par plaisanterie, soit qu'ils pensaient qu'on viendrait à temps pour les délivrer, se sont trouvés dans l'impossibilité de se dégager au moment voulu et ont payé de leur vie leur imprudente tentative.

On ne compte plus aujourd'hui les cas des pendus qui

(1). Taylor. Med. Jurisprudence, 1873, II, 73.

se sont suicidés en touchant le sol, soit par les pieds, soit par les genoux ou une autre partie du corps. Sur un total de 261 cas de pendaison incomplète suivie de mort, Tardieu a trouvé :

Les pieds reposant sur le sol . . .	168	fois
Le corps reposant sur les genoux pliés	42	»
Le corps étendu et couché	29	»
Assis	19	»
Accroupi	9	»

Sans parler du cas du prince de Condé, nous trouvons dans Tardieu une série de planches représentant des pendus dans les positions les plus incroyables.

Mais ce qui est plus intéressant sous ce rapport, ce sont les cas de suicide accidentel, suivi de mort, où les individus avaient bien l'intention de cesser leur expérimentation à un moment voulu, mais en ont été empêchés par l'arrivée trop rapide de la perte de connaissance. Tout le monde connaît le récit de Bacon, dans son histoire de la vie et de la mort, concernant un de ses amis, qui, tenant à s'assurer si les suppliciés souffraient beaucoup, se pendit par le cou, après avoir préalablement placé à sa portée une chaise, sur laquelle il comptait remonter lorsque sa curiosité serait satisfaite.

Mais l'imprudent expérimentateur perdit connaissance et, tout à fait incapable de s'aider lui-même, il serait mort, si un de ses amis, arrivé là par hasard, ne l'eût promptement secouru.

Fodéré cite un fait analogue.

Dans les deux cas il y eut éblouissements, tintements d'oreille, puis perte complète de toute sensation.

Le cas de l'Américain Scott, publié par Taylor, montre d'une façon très-intéressante la rapidité avec laquelle survient la perte de connaissance. Celui-ci eut l'idée de se pendre publiquement, pour gagner de l'argent, et avait déjà souvent répété cette expérience sans danger, en empêchant d'une façon quelconque la compression des carotides et des voies respiratoires. Un jour il resta pendu plus longtemps que d'ordinaire ; le public croyait qu'il prolongeait intentionnellement son expérience et applaudissait. Au bout de treize minutes, on trouva cependant que la pendaison se prolongeait trop longtemps, on s'approcha et on constata qu'il était mort. La corde avait certainement glissé dans ce cas, et il y avait eu compression des carotides (et peut-être du nerf vague) et par suite perte de connaissance, tellement rapide, que cet homme n'était plus en état de se sauver lui-même et, ce qui est plus extraordinaire encore, d'appeler l'attention du public sur le danger qu'il courait.

Un fait pareil a été publié par le docteur Thowne, concernant un individu du nom de Horashow. Avant de périr victime de son dangereux métier, celui-ci avait été précédemment rappelé à la vie en trois occasions dans lesquelles il avait pu rendre compte de ses sensations. Il disait avoir perdu connaissance presque tout à coup ; il lui semblait qu'il ne pouvait reprendre sa respiration, qu'un très-grand poids était attaché à ses pieds ; il ne pouvait faire pour se sauver aucun mouvement des bras ni des jambes, et avait perdu la faculté de penser.

De cette observation, on peut rapprocher l'expérience suivante de Faure (1) :

Un chien de Terre-Neuve, de haute taille, est pendu

(1) Recherches expérimentales sur l'asphyxie. Paris, 1856.

assez bas pour que ses pattes continuent de porter sur le sol. Pendant cinq minutes, il demeura immobile, respirant avec facilité. Au bout de ce temps, il fit quelques mouvements pour se délivrer, le nœud se resserre, la gêne devient plus grande, les efforts de l'animal plus énergiques. Il est pris alors de convulsions et tombe à la dixième minute en un état de mort apparente ; à la vingt-huitième minute, il était mort.

Tardieu rend compte de la façon dont doivent mourir les gens qui s'attachent par le cou à une hauteur moindre que la longueur du corps.

« Il faut avant tout, cela est certain, un effort volontaire, un dessein de suicide bien arrêté, pour s'adonner à son propre poids, le cou pris dans un lien. Mais cet effort, cette intervention active de la volonté sont de courte durée et beaucoup moins nécessaires qu'on ne serait disposé à le croire. Par le simple serrement du cou, une certaine agitation se produit, qui augmente la constriction du lien suspenseur. Il en résulte très-rapidement la perte du sentiment, et le corps, devenu inerte, pèse de tout son poids sur le seul point d'appui qui lui reste, c'est-à-dire sur la partie du cou prise dans le lien. »

Mais comment survient la perte rapide de connaissance ? C'est ce que Tardieu ne dit pas, tandis que la chose s'explique très-facilement, si l'on pense à la constriction des vaisseaux et au trouble profond que leur oblitération porte tout d'un coup sur la circulation du cerveau.

Ne pourrait-on pas rapporter à des différences dans le degré de constriction des vaisseaux du cou les différences de coloration que présente le visage des pendus ?

On sait qu'il y a des pendus bleus et des pendus blancs. M. le professeur Hoffmann, de Vienne, pense que cette différence de coloration est due à cette circonstance que les carotides ont été ou non perméables. Les veines jugulaires étant plus superficielles et plus dépressibles que les carotides, sont toujours comprimées. Supposons que dans ce cas le lien constricteur soit lâche, ou que la constriction ne soit pas très-prononcée, le sang pourra, jusqu'à un certain point, arriver au cerveau et ne peut plus s'en écouler ; il y aura donc dans ce cas congestion du cerveau ou de la face, le pendu sera bleu ; ce cas se présente encore assez souvent et particulièrement quand le nœud de l'anse de la corde se trouve placé latéralement. Dans ce cas, un des côtés du cou est moins comprimé que l'autre, et le sang peut encore passer par la carotide qui se trouve du côté du nœud. Dans le cas contraire, si la circulation est complétement interrompue tout d'un coup, le pendu est pâle et le cerveau anémié.

Nous avons pu plusieurs fois, à la Morgue, vérifier l'exactitude de cette proposition, non par la coloration du visage, car, le suicidé une fois dépendu, la congestion de la face, si elle a existé, a eu le temps de se dissiper jusqu'au moment de l'autopsie, mais par l'état du cerveau. Sur un certain nombre de pendus, que nous avons eu l'occasion de voir à la Morgue, nous avons pu remarquer que le cerveau était d'autant plus congestionné que la constriction avait été moins forte. Nous ne citerons de l'autopsie que les points qui intéressent la question que nous traitons.

Obs. I. — Homme de 36 ans, pendu par une ficelle

faisant deux fois le tour du cou. Rien dans les carotides. *Le cerveau est pâle* et non congestionné.

Obs. II. — Homme pendu à l'aide d'une courroie, boucle sous le menton. Suffusions sanguines sous le sillon de la strangulation. Rien dans les carotides. *Cerveau peu congestionné.*

Obs. III. — Prisonnier pendu au moyen d'un mouchoir, par conséquent, un lien large et lâche. Pas de suffusion sanguine sous le sillon. L'anse se trouve sous la sallie du cartilage thyroïde, les deux extrémités en arrière, le nœud se trouve derrière une oreille. Ce pendu a la figure plus bleue que les autres. *Le cerveau est congestionné*, très-injecté, surtout dans le réseau des fins vaisseaux.

Obs. IV. — Garçon étranglé avec un cache-nez; presque pas de trace de sillon de strangulation. Le péricrâne est criblé de petites taches ecchymotiques. La dure-mère est un peu congestionnée, violacée ; le réseau des fins vaisseaux de la pie-mère est injecté ; les vaisseaux du cerveau sont congestionnés ; substance cérébrale très-colorée.

Ce que nous venons de dire nous semble suffisant pour prouver que la compression des vaisseaux du cou joue un grand rôle dans la mort par pendaison. Ces faits sont importants, non-seulement pour la pendaison, mais encore pour la strangulation par la corde et l'étranglement par les mains, où il peut y avoir également compression des vaisseaux du cou, mais d'une façon moins constante.

Cette possibilité n'est pas seulement une vue de l'esprit, mais il est encore un résultat d'expériences entreprises sur le cadavre.

Dans la strangulation avec ou sans garrot, on réussit assez facilement à comprimer les carotides des deux côtés au point de les rendre perméables ; il n'est pas difficile d'obtenir le même résultat par la strangulation avec les mains. Frœys a même prouvé par des expériences sur le cadavre, qu'en comprimant entre la trachée et le bord interne du muscle sterno-mastoïdien, depuis la clavicule jusqu'à 2 ou 3 pouces au-dessus, les doigts glissent naturellement dans l'intervalle des muscles long du cou et scalène antérieur, où se trouve logée l'artère vertébrale, derrière la carotide, avant de pénétrer dans le canal des vertèbres par l'apophyse transverse de la sixième vertèbre cervicale.

Nous voudrions encore dire quelques mots d'une question qui n'est pas encore complétement élucidée, de la compression des nerfs pneumogastriques, à laquelle on a accordé un grand rôle dans la mort par pendaison. On sait que le pneumogastrique est le nerf modérateur du cœur et que l'excitation violente de ce nerf peut entraîner l'arrêt du cœur.

A. Waller (The practitionner, 1870) a fait un rapport très-complet sur les symptômes auxquels donne lieu la compression du nerf pneumo-gastrique chez l'homme. Il a employé la compression de ce nerf comme anesthésique. Les malades, après une pression moyennement forte sur le nerf vague, tombaient à terre comme frappés de la foudre, tous les muscles volontaires étaient dans le relâchement complet et semblables à une masse inerte.

Le professeur Tanhofer, de Buda-Pesth (1), a publié une étude très-intéressante des effets de l'excitation mécanique bi-latérale du nerf pneumo-gastrique chez l'homme. Thanhofer a étudié l'action de la compression du nerf pneumo-gastrique sur un médecin qui se comprimait lui-même le nerf avec l'ongle de l'index gauche et avait acquis sous ce rapport une grande habileté. Douze expériences de compression unilatérale firent voir un ralentissement du pouls et des battements du cœur, comme Czermack l'avait déjà observé. Enhardi par ce succès, Thanhofer essaya la compression bi-latérale que le jeune homme exécuta en appuyant l'index de la main gauche sur un nerf et le pouce de la même main sur l'autre.

Les symptômes qui survinrent en ce moment étaient d'une nature à peine croyable. Le pouls tomba immédiatement, devint rare et le cœur s'arrêta. Le jeune homme regarda en même temps en face de lui, l'œil fixe et vitreux, sans lâcher son coude et sans répondre à l'appel de son nom. Thanhofer eut toutes les peines à écarter du cou sa main, qui gardait toujours la même position qu'elle avait pendant la compression du cou, et il se passa un temps assez long, avant qu'on ne parvînt à faire reprendre connaissance au jeune homme par des frictions, des aspersions d'eau, etc. Pendant deux jours il persista un certain malaise. Depuis ce temps, ni Tanhofer, ni son élève n'ont essayé de répéter l'expérience.

Fleischmann (2), dans ses expériences que nous avons

(1) Méd. Centralblat. 1875, p. 403.

(2) *Ibid.*, p. 433.

déjà citées, fait remarquer que si la strangulation porte son action à une assez grande profondeur pour comprimer même les nerfs, principalement les nerfs pnenmo-gastriques et les filets nerveux qui vont au plexus cardiaque, alors survient une paralysie des poumons et du cœur et la circulation ainsi que la respiration sont arrêtées en même temps.

Brodie(1) ayant placé une ligature sous la trachée d'un cochon d'Inde, la serra fortement derrière le cou, l'animal souffrit, mais il pouvait respirer et se mouvoir ; au bout de quinze minutes on le délia, et le lendemain on le trouva mort. Brodie conclut de ce fait que selon toute probabilité la mort est survenue par lésion de la huitième paire.

Si la compression du nerf pneumo-gastrique par la main suffit pour déterminer les symptômes si violents, il faut les admettre encore plus dans la pendaison, car la compression par le poids du corps est toujours plus forte que par le doigt et a toujours lieu des deux côtés (Hofmann).

L'opinion de M. le professeur Hofmann, qui pense que dans la pendaison il y a une compression plus forte des nerfs vagues que dans la strangulation par les mains, ne me paraît pas justifiée, car dans la strangulation le doigt agit plus localement et son action s'exerce en un point limité, tandis que dans la pendaison, il nous semble que les couches superficielles du cou doivent préserver les pneumo-gastriques d'une forte compression.

M. Hofmann pense encore que la compression des nerfs

(1) Paris and Fonblanque. Med. Jurisprud, t. II, p. 44.

pneumo-gastriques est prouvée par la rapidité avec laquelle survient la mort ou mieux l'arrêt des mouvements du cœur. Dans les autres genres de mort par asphyxie, ajoute-t-il, les mouvements du cœur ne cessent pas en même temps que les mouvements de la respiration, mais ils durent encore un certain temps souvent fort long, et le cœur est l'ultimum moriens. Cela ne paraît pas être le cas dans la mort par pendaison et on peut s'attendre à un arrêt précoce du cœur, si le nerf vague des deux côtés est irrité par compression.

Nous ne pouvons être sur ce point de l'avis de M. Hofmann, car dans toutes nos expériences que nous avons faites avec M. le Dr Descoust, nous avons constaté que le cœur continuait à battre longtemps après que la respiration était arrêtée, et que le cœur était bien l'ultimum moriens.

On ne peut pourtant pas nier absolument que les nerfs pneumo-gastriques et surtout les nerfs laryngés ne jouent un certain rôle dans la pendaison. Car Tardieu a noté comme effets consécutifs de la pendaison des symtômes dus évidemment à la compression des pneumogastriques et particulièrement des nerfs laryngés. Les troubles qui subsistent après que le pendu est ranimé, dit-il, sont de deux ordres : les uns affectent les organes respiratoires et sont en rapport avec le degré de congestion qui s'est produit : difficulté de respirer, toux, crachements de sang, râles bronchiques, fièvre ; les autres, les plus remarquables, se montrent du côté du système nerveux et répondent manifestement aux actions réflexes qu'a provoquées la constriction du cou (nous ajouterions volontiers des nerfs du cou) et qui retentissent sur les centres nerveux : extinction de voix, difficulté de la déglutition, engourdissement, sensation de froid, mouvements spasmodiques, etc.

Mais c'est principalement dans la strangulation par les mains que les lésions des nerfs pneumo-gastriques jouent un rôle important. Car dans ce genre de mort, outre l'asphyxie et la compression possible des vaisseaux du cou, il faut encore admettre une autre cause de mort, nous voulons parler de l'excitation traumatique des terminaisons périphériques des nerfs pneumo-gastriques, surtout du nerf laryngé supérieur. J. Rosenthal a déjà désigné ce dernier comme un nerf modérateur de la respiration, et Claude Bernard a trouvé qu'on pouvait provoquer l'arrêt subit de la respiration par l'excitation traumatique du nerf laryngé supérieur. F. Falk (1) a répété ces expériences avec le même résultat et Hofmann a obtenu le même effet en comprimant avec les doigts le larynx de chiens trachéotomisés ; il a remarqué, ainsi que Falk, que si on cessait immédiatement la compression, l'arrêt de la respiration ne durait que quelques instants, mais que si l'on prolongeait la compression, on voyait après un certain temps de l'arrêt de la respiration survenir de la dyspnée, puis la mort. L'excitation des terminaisons du nerf récurrent produirait le même effet, et P. Bert a pu faire mourir brusquement des animaux auxquels il comprimait la trachée, et attribue ce fait à la propagation centripète de l'excitation des terminaisons nerveuses. Une contusion violente du larynx peut, d'après Fischer (2), entraîner la mort subite par arrêt du cœur ou spasme de la glotte.

Ces faits sont d'autant plus importants que l'on a déjà

(1) Wr. med. Wochensehrifs, 1869, nº 95.

plusieurs fois agité la question de savoir s'il est possible, comme l'ont prétendu certains accusés, qu'une compression brusque mais passagère du larynx puisse déterminer la mort. Casper pense que la chose est possible, mais non probable.

Cependant les expériences que nous venons de citer rendent cette possibilité plus probable. Ce qu'il y a de certain, c'est que cette compression brusque du larynx peut être suivie de perte de connaissance comme le prouve l'observation suivante que nous empruntons à Hofmann, de Vienne (1).

En l'hiver 1877, une femme fut surprise dans son magasin par un homme qui la saisit brusquement au cou, et, comme elle tomba à la renverse, prit l'argent dans la caisse et s'enfuit. La femme fut trouvée quelques instants après sans connaisance et revint à elle. Elle se rappelait tous les détails de l'affaire jusqu'au moment où elle fut saisie à la gorge, et déclara qu'à l'instant même où elle sentit la main de l'individu sur son cou, elle perdit connaissance, sans avoir ressenti ni oppression, ni douleur. A son cou on ne trouva aucune trace d'une compression prolongée, de sorte que dans ce cas il était évident que c'était la compression brusque du larynx et non l'asphyxie qui avait donné lieu à l'affaissement brusque et à la perte de connaissance.

Cette question a encore une certaine importance au point de vue du suicide par strangulation avec les mains, et on ne peut nier, surtout après l'observation de Tanhofer, la possibilité de s'étrangler avec ses propres

(1) Traité de médecine légale, par E. Hofmann, traduit par le Dr E. Lévy (sous presse). Paris, 1879. Baillière et fils.

mains, ou au moins de déterminer l'arrêt du cœur et la perte de connaissance par la pression des mains sur le cou.

CONCLUSIONS.

1° La compression des artères du cou et par suite leur oblitération brusque est capable d'entraîner la mort.

2° L'expérience de Hofmann, de Vienne, ainsi que les nôtres, prouvent qu'il y a imperméabilité des artères du cou dans la pendaison.

3° La compression des carotides donne lieu à la perte rapide de connaissance, qui nous explique pourquoi les pendus peuvent trouver la mort dans des positions où ils n'auraient qu'à se remettre sur leurs pieds pour être sauvés.

4° Le cerveau des pendus paraît d'autant plus congestionné, que le lien constricteur a été plus lâche.

5° La compression des nerfs pneumo-gastriques paraît jouer un certain rôle dans la pendaison, mais ce rôle n'est pas encore assez nettement fixé.

Paris. — A. PARENT, imp. de la Faculté de Médecine, r. M.-le-Prince, 29-31.

SOUS PRESSE

Du même Auteur

TRAITÉ

DE MÉDECINE LÉGALE

PAR

E. HOFMANN,

Professeur de médecine légale à l'Université de Vienne

TRADUIT PAR

Le Docteur Emmanuel LÉVY,

AVEC INTRODUCTION ET ANNONATION

DE

P. BROUARDEL,

Professeur de médecine légale à la Faculté de Paris.

PARIS. — J.-B. BAILLIÈRE ET FILS

Paris. — A. PARENT, imp. de la Faculté de Médecine, r. M.-le-Prince, 29-31.

www.ingramcontent.com/pod-product-compliance
Ingram Content Group UK Ltd.
Pitfield, Milton Keynes, MK11 3LW, UK
UKHW012303240726
13966UKWH00004B/1586